DE LA MORTALITÉ DES NOUVEAU-NÉS

ET

DU GALÉGA

NOUVELLE PLANTE FOURRAGÈRE LACTIGÈNE

DISCOURS

PRONONCÉ AU PRESBYTÈRE DE SAINT-ÉLOI

Par M. le Docteur Baron de LANGENHAGEN

Médecin à Paris.

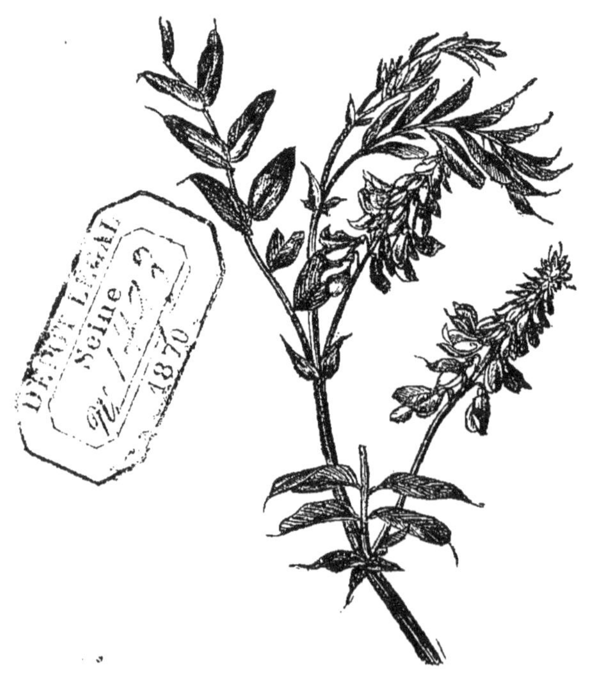

Le Galéga, d'après une aquarelle de M. Ch. Cabau.

A PARIS.

PHARMACIE CHEVRIER | LIBRAIRIE AGRICOLE DE GOIN

RUE DU FAUBOURG-MONTMARTRE, 21. | RUE DES ÉCOLES, 62.

DE LA MORTALITÉ DES NOUVEAU-NÉS

ET

DU GALÉGA

Nouvelle plante fourragère lactigène.

DISCOURS

PRONONCÉ PAR M. LE DOCTEUR BARON DE LANGENHAGEN,

MÉDECIN A PARIS.

Le 28 de décembre 1869, un comité improvisé pour la propagation du galéga s'est réuni rue de Reuilly, 36. Le bureau fut installé comme il suit :

Président d'honneur : Mgr. Pompalier, archevêque d'Amasie ;

Président titulaire, M. le docteur Eug. Moynier, ancien chef de clinique de la faculté à l'Hôtel-Dieu, médecin-accoucheur, délégué par M. Marbeau, fondateur des crèches ;

Assesseurs : M. le chanoine d'Autun et de Montpellier, l'abbé Denys, curé de Saint-Éloi, à Paris ;
Mme la marquise de Strada d'Arosberg; Mme C. Ferdinand Arbey.

Le but de ce comité philanthropique était d'associer les membres de la réunion aux efforts tentés jusqu'à ce jour pour propager la culture du galéga et faire connaître ses remarquables propriétés lactigènes, d'entendre la lecture d'un travail préparatoire sur cette matière et d'éveiller enfin l'attention et la sollicitude des autorités compétentes.

1

Le docteur de Langenhagen prononça le discours qui suit :

I.

Pour répondre à l'appel de M. Gillet-Damitte et rendre hommage au zèle infatigable et au-dessus de tout éloge que ce philanthrope déploie depuis nombre d'années pour propager la culture du galéga, j'ai accepté la délicate mission d'éprouver par moi-même les propriétés lactigènes de cette nouvelle plante fourragère.

Saisi de cette question depuis peu seulement, j'ai été empêché par les exigences de ma profession de consacrer tout le temps et tous les soins qu'il exige, à un sujet aussi important.

Cependant, quelque incomplètes que soient mes expériences et quelles que soient les lacunes que présentera naturellement ce premier rapport, je suis certain, sinon de vous faire partager mes convictions, du moins de faire naître dans vos cœurs patriotiques de grandes espérances. Vous reconnaîtrez enfin avec moi que la découverte du galéga est une des plus précieuses conquêtes dont puisse se réjouir notre génération.

C'est au moment où la France entière a fait retentir le cri d'alarme, où tous les corps savants, les philanthropes se pressent à l'envi autour d'une question brûlante, je veux parler de *l'effrayante mortalité des enfants nouveau-nés*, qui désole notre patrie; c'est en ce moment, dis-je, que la Providence elle-même, émue d'une pareille calamité, semble avoir eu pitié des stériles agitations de l'homme, des vaines recherches des savants, et fait pleuvoir tout à coup sa manne sur l'humanité désespérée.

Dieu, qui gouverne tout dans ce monde, choisit lui-même ses apôtres (souvent parmi les plus humbles et les plus modestes), et quand il permet à un mal de se produire, c'est que le remède n'est pas loin.

Les faits d'ailleurs ont plus d'éloquence que tous les discours; je les exposerai plus loin dans toute leur simplicité et tels qu'ils m'ont été fournis par ceux-là mêmes qui, les premiers, ont vu la lumière.

II.

Mais avant de vous entretenir du galéga, il me semble utile et bon de vous mettre au courant de la situation ; vous n'apprécierez que mieux ensuite l'importance de la découverte de l'honorable M. Gillet-Damitte.

Actuellement tous les yeux sont tournés du côté de l'Académie de médecine, dont la mission, comme vous le savez, consiste à résoudre tous les problèmes qui intéressent l'hygiène et la santé publique.

La discussion qui s'est ouverte dans son sein sur la mortalité des enfants nouveau-nés a inspiré de savants et chaleureux discours ; mais elle n'a point fait avancer d'un pas la solution cherchée.

Tout le monde a signalé le mal et personne n'a trouvé le remède. Quelle est d'abord la cause, ou pour mieux dire, quelles sont les sources du mal ? La première, c'est la *femme,* comme a dit M. Bouchardat ; la deuxième, c'est la *nourrice ;* la troisième et la plus forte, c'est le *biberon ;* la quatrième, c'est l'*alimentation prématurée.*

La *femme,* autrement dit l'absence ou l'insuffisance pour l'enfant du lait maternel ; la *nourrice,* parce qu'elle est mercenaire et qu'elle abandonne elle-même son enfant ; le *biberon,* qui, selon l'énergique expression de M. le docteur Chalvet, est un glaive suspendu sur le nourrisson ; l'*alimentation prématurée,* parce que peu d'enfants y résistent et que ceux qui échappent à la mort sont presque fatalement voués au rachitisme et à d'autres infirmités.

Quand M. Bouchardat jette un blâme sur la femme, il n'a pas tout à fait tort. Combien de mères, en effet, ne s'abstiennent-elles pas de la mission que Dieu leur a confiée ! Combien, sous de prétextes frivoles, désertent les devoirs de la maternité ! combien n'invoquent-elles pas des raisons plus ou moins plausibles pour se soustraire aux obligations de l'allaitement ! A de très-rares exceptions près, aucune n'est excusable ; car, du moment où Dieu l'a rendue mère, il lui a donné en même temps tous les attributs et tous les moyens pour répondre aux charges qu'il lui a imposées.

Remplacer la mère par une nourrice mercenaire, c'est condamner l'enfant de cette dernière à l'allaitement artificiel et faire peser sur lui les chances de mortalité inhérentes à ce mode vicieux d'alimentation, le biberon !

C'est donc déplacer le problème et non le résoudre.

C'est dans les classes élevées surtout, je regrette de le dire, que cette substitution de la mère par la nourrice se pratique le plus souvent ; mais les médecins trop complaisants, qui trop facilement se prêtent à ces compromis, ne voient-ils pas que débarrasser une mère, quelle que soit sa position dans le monde, des soins de la maternité, c'est donner l'exemple à la masse du peuple du peu de cas que, moralement, on doit faire de ces soins.

Remarquez bien, en outre, et indépendamment de ces considérations morales qui priment toute autre, qu'une nourrice, quelque bonne qu'elle soit d'ailleurs, voit très-fréquemment son lait se tarir quand elle quitte son foyer pour la grande ville, ce qui oblige à des changements toujours préjudiciables à l'enfant.

Nous arrivons au biberon, c'est-à-dire à l'allaitement artificiel. MM. Fauvel, Boudet, Husson, Bouchardat et d'autres académiciens, sont unanimes pour le proscrire ; écoutez plutôt M. Bourdon, inspecteur de la vérification des décès dans plusieurs arrondissements de la rive gauche, et vous jugerez vous-mêmes cette déplorable pratique.

Dans les quartiers soumis à son inspection, où les enfants sont nourris avec du lait de femme, la mortalité depuis la naissance jusqu'à l'âge de 5 ans est de 25 pour 100, tandis que dans ceux où l'on fait usage du biberon, elle s'élève à 63 pour 100. Il faut ajouter que dans ce calcul le nombre des enfants âgés de moins d'un an entre pour plus des trois quarts. Plaçons en regard de ces chiffres, dont l'éloquence fait frémir, la statistique opérée par M. le docteur Créquy, honorable médecin de La Chapelle.

Sur 300 enfants nés du 1er juin 1867 au 1er juin 1868, 235 ont été nourris au sein et 64 au biberon.

Parmi ceux qui ont été élevés au sein, 25 ont succombé, ce qui donne une mortalité de 11 pour 100.

Parmi ceux qui ont été élevés au biberon, 33 sont morts, c'est-à-dire 51 pour 100, mortalité 5 fois plus grande. M. Créquy ajoute que sur 181 enfants élevés au sein par la mère, 15 sont morts, ce qui ne fait que 8 pour 100, et sur 54 élevés par des nourrices à leur domicile, 10 ont succombé, ce qui fait 18 pour 100, c'est-à-dire le double.

Ces chiffres en disent assez !.... Je n'abuserai pas de votre patience.

Un mot seulement encore sur *l'alimentation prématurée*, que nous avons mise en cause.

La nature, le simple bon sens, suffiraient pour condamner un pareil usage, si l'expérience n'avait pas démontré mille fois tous les inconvénients, tous les malheurs qui découlent de cette pratique insensée. Le rachitisme l'ostéomalacie, autrement dit le rabougrissement et la dégénérescence de l'espèce humaine, en sont les conséquences fatales ! Demandez-le à l'éminent docteur J. Guérin ; demandez-le encore aux conseils de révision chargés de choisir notre jeune milice : ils vous répondront que cette belle race franco-celtique tend à disparaître tous les jours de plus en plus, et que la France pour faire face aux exigences de sa situation militaire, se voit forcée de recourir aux services de soldats dont la taille ne répond pas à la hauteur de la mission.

Voyons maintenant les moyens qu'on a proposés pour mettre fin à un pareil état de choses.

M. Devilliers, rapporteur de la commission académique, propose une sévère réglementation, une active surveillance des nourrices. Monsieur Fauvel lui répond fort judicieusement qu'une réglementation ne remédierait jamais à la pénurie des nourrices, et de plus, comment une réglementation produirait-elle du lait en abondance?

Un règlement est donc inutile, quelque bon qu'il soit et aussi bien qu'on l'applique; et le peu qu'il fait n'est rien en comparaison des maux immenses qu'il ne peut empêcher.

Malgré tout l'état-major sanitaire qui existe déjà en France, les enfants meurent dans une proportion considérable. Voilà le fait.

Parmi les autres propositions plus ou moins faciles à mettre en pratique, je n'en citerai qu'une qui se distingue des autres par son originalité. C'est la création d'établissements de puériculture ou de fermes, c'est-à-dire l'alimentation de l'enfant nouveau-né par l'animal.

L'on stimulerait le zèle des éleveurs par des récompenses de toute nature. Mais que d'objections de pareils projets ne soulèvent-ils pas, pour ne parler que de l'époque de la dentition, où l'enfant refuse toute nourriture, excepté le sein de sa mère, qui seul peut lui permettre de traverser cette période de crises douloureuses qui mettent ses jours en danger !

Trouver les moyens d'améliorer les conditions de l'allaitement en vue de diminuer la mortalité qui pèse sur les enfants nouveau-nés. Voilà le problème! Si M. Gillet-Damitte ne l'a pas résolu dans le sens académique, il nous a du moins ouvert la voie, laquelle voie peut conduire à une source de richesses pour la France et de prospérité pour les générations à venir.

III.

La vulgarisation du galéga remonte au mois d'avril 1864. C'est une plante de la famille des légumineuses comme le sainfoin et la luzerne. Elle contient en principes des substances azotées en grande quantité et renferme tous les éléments constitutifs du lait. Son nom signifie d'ailleurs *lait de chèvre*. Autrefois, il est possible qu'elle constituait dans certains pays (en Italie) le fourrage principal de l'animal dont elle a pris le nom. Depuis longtemps, elle n'est considérée que comme un ornement dans les jardins. La fleur en est fort jolie et la tige très-élancée.

Je ne sais pourquoi ce fourrage est tombé dans l'oubli ou en désuétude. L'on prétendait que les bestiaux refusaient cette nourriture. Des expériences récentes, mais péremptoires, prouvent absolument le contraire [1].

---

1. M. Beaudouin, inspecteur général de l'instruction primaire, est un adepte du galéga. Propriétaire d'un grand domaine à Bolandoz, près Amancey (Doubs), ayant réussi dans ses cultures de la nouvelle plante, il a fait dans sa ferme deux lots de ses vaches. Il a nourri pendant 24 heures

Les premiers essais de culture ont été tentés dans le jardin de ce presbytère même que le vénérable M. Denys, curé de la paroisse, a si généreusement mis à la disposition de M. Gillet-Damitte. La Providence ne vient-elle pas d'ailleurs en aide à qui l'invoque avec foi et sincérité ?

M. Gillet-Damitte n'avait que dix grammes de graine à sa disposition. Il les sema, et la plante atteignit la hauteur prodigieuse de 2 mètres 25 centimètres. Ne semblerait-il pas que ce terrain sacré soit pour quelque chose dans ce résultat merveilleux et que saint Éloi, le patron des agronomes, ait pris sous sa protection particulière cette graine enfouie dans le sol même consacré à sa mémoire ? Ces dix grammes ont produit d'heureux effets, et cette année près de 5,000 kilos de graine ont été répandus, grâce à la propagande de M. Gillet, sur le territoire de différents départements de la France, en Belgique et en Algérie.

M. Gillet trouva du reste des auxiliaires intelligents et prêts à le seconder dans cette grande œuvre parmi les instituteurs, qui tous s'empressèrent de répondre à l'appel de l'inspecteur.

Nous citerons l'un d'eux, M. Carrère : je le mentionne d'une façon spéciale, car c'est grâce à son esprit observateur et intelligent que l'éveil sur les propriétés lactigènes de la plante en question a été donné.

Voici comment : sa femme était sur le point de sevrer leur jeune enfant, faute de lait, et depuis quelque temps l'enfant dépérissait et jetait des cris continuels. Par fantaisie, comme par hasard, M. Carrère fit mélanger des feuilles de galéga à sa salade ordinaire. Il y prit goût, et pendant trois jours de suite on en mangea à sa table. Quel ne fut point l'étonnement de la mère, quand elle vit son lait reparaître avec abondance et l'enfant dormir tranquille, cesser ses cris et reprendre sa gaieté !

Sans encore se rendre compte de ce brusque et merveilleux changement, les époux Carrère suspendirent la salade pendant quelques jours. Aussitôt les mêmes scènes se renouvelèrent, pénurie du lait de la mère et nouveaux cris désespérés de l'enfant, quand M. Carrère, ne sachant à quoi attribuer ce singulier revirement, fit de nouveau préparer de la salade au galéga. Le lendemain, tout rentra dans le calme, le lait reparut et l'enfant fut satisfait.

---

ces deux lots de rations de même poids, l'un d'herbe ordinaire et l'autre de galéga exclusivement. Les vaches traitées avec l'herbe ordinaire ont rendu en moyenne 18 litres de lait ; celles nourries par le galéga ont rendu de 27 à 28 litres de bon lait, c'est-à-dire 9 litres en plus que les autres. Or 9 étant la moitié de 18, n'est-ce pas 50 p. 100 de lait en plus ? Même résultat à la Motte-Beuvron, obtenu par M. Vrain, instituteur.

(Note de l'éditeur.)

L'instituteur communiqua immédiatement ses impressions à M. Gillet-Damitte, son supérieur, et c'est ainsi que la lumière fut !

IV.

M. Gillet-Damitte, qui n'est pas homme à mettre la lumière sous le boisseau, se rendit après cette révélation directement chez un des pharmaciens les plus distingués de Paris, M. Chevrier. Celui-ci comprit parfaitement toute l'importance de la question, et sans perdre de temps fabriqua avec soin et talent un sirop avec les principes extraits de cette plante. Il est superflu, bien entendu, de vous démontrer l'utilité et l'urgence de cette préparation, le galéga ne pouvant, pas plus qu'une autre herbe, être utilisé en salade pendant l'hiver. Le produit pharmaceutique fut aussitôt soumis à l'épreuve, et sa première application a été faite dans les établissements que le Vincent de Paul laïque, le vénérable fondateur des crèches, M. Marbeau, mit à la disposition de M. Gillet-Damitte.

Ces premières épreuves dépassèrent toute attente. Des mères qui, selon la règle, venaient deux fois par jour allaiter leur enfant et dont le lait, soit pour cause de fatigue ou de privation, était insuffisant, virent leurs seins se gonfler et leur lait augmenter dans une proportion marquée. Ces faits furent confirmés et attestés par les directrices des crèches où ces expériences eurent lieu. M. Gillet stimulé et encouragé par des résultats aussi inespérés, n'hésita pas à s'enquérir dans son quartier des mères pauvres et dépourvues de lait. Il distribua partout et largement du sirop de galéga, invoqua le concours des médecins et des sages-femmes, déploya enfin une activité prodigieuse dans l'intérêt de la vérité. Les succès se multipliaient, et désormais fixé sur l'importance qu'il avait pressentie du galéga, il vint invoquer mon contrôle et mon témoignage.

Comme vous le voyez, l'exemple du bien est parfois contagieux et je ne pus y résister. Des nombreux faits que j'ai été appelé à constater, je n'ai pu en vérifier que quelques-uns, faute de temps. Mais ayant expérimenté directement le galéga dans le cercle ordinaire de mes occupations et en ayant obtenu de bons effets, je puis garantir sans me compromettre, et confirmer *de visu* et *de audilu* la sincérité et l'exactitude des autres. Vous en jugerez d'ailleurs.

Après les faits dont vous entendrez l'énoncé, votre religion devra être éclairée, et vous trouverez que je ne suis pas tombé dans l'exagération en vous disant que la découverte de M. Gillet-Damitte était la manne qui tombait du ciel sur les nouveau-nés. Je sais fort bien qu'à l'époque où nous vivons, l'on n'accueille qu'avec réserve et souvent avec froideur ou indifférence toutes les innovations.

Les corps savants eux-mêmes, si rigides en pareille matière, ne veulent pas toujours convenir de la vérité quand elle n'est pas éclose dans leur sein. Cependant, il est des faits qui frappent les esprits les plus incrédules, la vue des plus aveugles, et Dieu a conduit plus d'un Saul sur le chemin de Damas. Les saints Thomas sont nombreux ; mais nous les invitons à voir de leurs yeux et à entendre de leurs oreilles. La vérité se fait jour quand même ; elle renverse les obstacles et triomphe toujours ! Aussi ayons foi en l'avenir et espérons que, plus heureux que bien des innovateurs, M. Gillet-Damitte verra ses efforts couronnés par les sentiments de reconnaissance de la patrie et de l'humanité entière !

Voici les faits :

V.

— « Je soussigné déclare et certifie conforme à la vérité ce qui suit :

« Ma femme, qui nourrit elle-même notre premier enfant âgé d'environ sept mois, a fait usage du sirop de galéga fabriqué par M. Chevrier, pharmacien, 21, rue du Faubourg-Montmartre, à Paris.

« Elle en a pris deux cuillerées à bouche le samedi soir, 15 de mai ; deux autres cuillerées le dimanche matin 16 dudit mois, puis une cuillerée dudit sirop le même jour, enfin deux cuillerées le soir de cedit jour.

« Dans l'après-midi de ce dimanche et dans la nuit de ce jour au lundi, bien qu'elle donnât à notre enfant à teter tant qu'il voulut, son lait s'accrut avec une telle abondance qu'elle en était, pour ainsi dire, incommodée. Cette surabondance de lait, extraordinaire, s'étant manifestée à la suite de l'usage du sirop de galéga, et n'ayant jamais eu lieu depuis six mois passés qu'elle allaite son enfant, il demeure évident et certain pour la mère et pour moi que ce fait ne peut être attribué qu'au sirop de M. Chevrier. M. Gillet-Damitte, officier de l'instruction publique, m'ayant invité à mettre par écrit les détails ci-dessus, et à lui en donner une attestation, je me suis empressé, dans l'intérêt des familles, de lui fournir la présente déclaration.

« Fait à Paris, le 17 mai 1869.

« G. ROCHE,

« rue de Reuilly, 36. »

— « Je soussignée femme Charquier, demeurant à Paris, chemin de la Croix-Rouge, 21 (Saint-Mandé),

« J'ai fait usage pendant cinq ou six jours du sirop de galéga fabriqué par M. Chevrier, pharmacien, rue du Faubourg-Montmartre, 21, à Paris. Nourrissant une petite fille de trois mois, j'avais

peu de lait et je souffrais de maux dans le dos et dans l'estomac.
L'usage de ce sirop a fait disparaître d'abord ces maux, et mon lait
est devenu plus abondant.

« Fait à Paris, le 16 juin 1869.

« Femme CHARQUIER. »

« La déclaration ci-dessus de Mme Charquier a été faite verbale-
ment dans la crèche que je dirige, ce en ma présence et en présence
des femmes de service de l'établissement ; en foi de quoi je signe le
présent certificat.

« Fait à Paris, le 17 juin 1869.

« La directrice de la crèche Saint-Antoine,

« A. BRASSEUR.

« Rue de Reuilly, 119. »

— « Monsieur Gillet-Damitte, j'ai donné depuis plusieurs jours du
sirop de galéga, que la crèche de la Providence doit à votre généro-
sité, à une pauvre mère qui se trouve dans les plus tristes conditions,
mais en même temps étant un sujet bien digne d'intérêt.

« Elle a témoigné en présence de M. Marbeau, fondateur des
crèches, en visite à la crèche au moment où les mères viennent donner la nourriture à leurs nourrissons.

« Voici le témoignage consigné par lui sur le livre des visiteurs de
notre crèche :

« Une mère, dont l'enfant a trois mois et bien faible, n'avait pas
assez de lait. Elle prend depuis vendredi du sirop de galéga, et
s'aperçoit que son lait devient plus abondant. (Signé : F. MARBEAU.)

« Deux heures plus tard, M. le docteur Menville, qui était présent
lors de la déclaration de la mère susdite, écrivait sur le même re-
gistre : J'ai visité la crèche et j'ai admiré la bonne tenue et la propreté
des enfants. Je serai heureux d'avoir des renseignements ultérieurs
sur le bon effet du galéga, qui doit produire et produit des mer-
veilles. »

« La directrice,

« E. LEKIME-VANDER-HORST. »

— « Je soussigné déclare vrai ce qui suit :

« Ma femme, venant d'accoucher, se rétablissait assez difficilement
et le lait lui manquait ; elle fit usage pendant plusieurs jours du sirop
de galéga de M. Chevrier, pharmacien à Paris.

« L'usage de ce sirop lui fit beaucoup de bien.

1..

« Ce régime, ajouté à sa nourriture ordinaire, augmenta sensiblement le lait de la mère ; dès lors l'enfant se développa à vue d'œil.

« La présente déclaration, dans l'intérêt des familles, est signée
aussi de ma femme.

« A Paris, le 19 juin 1869.

« Signé : P. Baillet ; Eugénie, femme Baillet,

« 34 bis, rue de Reuilly. »

— « Je soussignée, demeurant avenue du Bel-Air-du-Trône, à
Paris, déclare vrai ce qui suit :

« Dans le cours de la semaine du 25 août au 1er septembre et
jours suivants, j'ai fait usage du sirop alimentaire lactigène du galéga, que m'a procuré Mme la directrice de la crèche Saint-Antoine,
où est reçu mon enfant.

« Mon lait était presque tari. L'usage du sirop de galéga me le rendit. Il s'accrut presque immédiatement et devint bientôt si abondant
que j'en fus gênée, à ce point qu'il me tardait d'aller offrir le sein à
mon enfant.

« Fait à Paris, le 6 septembre 1869.

« Veuve Chevrollier,

« 7, Avenue du Bel-Air, à Paris. »

« Je confirme les faits ci-dessus relatés, comme ayant eu lieu sous
mes yeux et comme ayant suivi, jour par jour, les effets du sirop alimentaire lactigène de galéga.

« Paris, le 10 septembre 1869.

« La directrice de la crèche Saint-Antoine,

« A. Brasseur,

« Cité Reuilly, 119. »

— « J'ai fait usage pendant sept jours du sirop lactigène de galéga :
trois cuillerées seulement par jour. J'avais peu de lait. Le sirop a fait
monter du lait dans mes seins, sans pourtant m'en donner surabon-
damment.

« Paris, septembre 1869.

« Femme Guichard,

« Faubourg Saint-Antoine, 238 bis. »

« Pour plus ample justification, j'atteste la vérité de la déclaration
ci-dessus.

« Vve Javary, sage-femme,

« Rue de Reuilly, 33, Paris. »

— « Je déclare formellement vrai ce qui suit :

« Ma femme nouvellement accouchée n'avait pas de lait après la fièvre dite de lait, et était dans l'impossibilité d'allaiter son enfant qui avait déjà près d'un mois.

« La trésorière de la crèche de la Providence lui remit un flacon du sirop alimentaire lactigène de galéga, dont M. Gillet-Damitte est inventeur.

« L'usage de ce sirop lui donna, en quelques jours, une telle abondance de lait qu'elle aurait pu nourrir très-facilement deux enfants au lieu d'un seul. Depuis ce moment, son lait continue d'être très-abondant et de bonne qualité.

« Notre enfant croît d'une manière admirable.

« Fait à Paris, le 10 septembre 1869.

« D. J. Colonna Cesari,

« Cours de Vincennes, 2, à Paris. »

— « Je soussignée, directrice de l'école professionnelle de jeunes filles (internat et externat) à laquelle est annexée une crèche, rue de Charenton, 315, crois devoir ajouter ici de nouveau mon témoignage en faveur de la valeur du sirop alimentaire lactigène de galéga.

« J'ai suivi de près et avec intérêt les effets de ce sirop sur la personne de Mme la comtesse Colonna.

« Ces effet bienfaisants ont été de même produits, à diverses reprises, sur des mères nourrices qui confient leurs enfants à notre crèche et qui, manquant de lait, en ont obtenu par l'usage du sirop lactigène de galéga.

« Le dernier fait à citer s'applique à la femme David, demeurant Chemin de Reuilly, 7.

« Cette femme, qui manquait de lait, après avoir usé du sirop de galéga, en eut une telle surabondance qu'elle offrit de pouvoir nourrir facilement un autre enfant que le sien.

« Paris, le 28 septembre 1869.

« La directrice,

« E. Lekime-Vander-Horst, chanoinesse. »

— « Je certifie avoir fait prendre du sirop de galéga à une jeune nourrice qui était sur le point de sevrer son enfant, faute de lait. Elle avait, le lendemain même, remarqué une surabondance très-grande de la sécrétion lactée qui s'est maintenue quelques jours. Je déclare en avoir fait prendre à d'autres reprises et avoir toujours constaté que la sécrétion du lait était bien activée le lendemain et les jours suivants. D'où il résulte pour moi que les propriétés lactigènes du galéga sont évidentes.

« Le Mas d'Agenais (Lot-et-Garonne), 30 septembre 1869.

« Docteur Deu, médecin. »

— « Je soussigné déclare avoir fait prendre du sirop de galéga à ma métayère qui nourrit son enfant depuis dix-huit mois, et l'aurait sevré depuis longtemps, n'ayant qu'une quantité de lait insignifiante, si je n'avais exigé qu'elle continuât à lui donner le sein jusqu'au mois d'octobre.

« Immédiatement après l'administration dudit sirop, j'ai constaté une augmentation très-importante de sécrétion et qui se maintient encore. Je crois que cette préparation est appelée à rendre de très-grands services à l'humanité.

« Calonges (Lot-et-Garonne), 1er octobre 1869.

« E. Dèche, médecin. »

— « Je soussigné declare que mon épouse, nourrice depuis dix-sept mois d'un enfant, l'aurait déjà sevré depuis quelques jours, faute de lait, si elle n'avait fait usage du *sirop-galéga*. Depuis qu'elle en prend, elle a reconnu sa bonne efficacité par l'abondance de lait qu'elle a depuis cette époque.

« Calonges, le 1er octobre 1869.

« F. Vigneau, fils, propriétaire. »

— « Je soussignée déclare avoir fait prendre du galéga à une jeune femme nourrice qui sentait disparaître son lait. Le lendemain et le jour suivant, elle a eu une surabondance de lait. J'ai renouvelé ces expériences en plusieurs reprises, elles ont toujours donné le même résultat.

« Le Mas d'Agenais, 30 septembre 1869.

« Labarthe, femme Duberna, sage-femme. »

— « Je déclare qu'après avoir mangé du galéga vert en salade, j'ai reconnu que la quantité de mon lait augmentait; j'ai senti que le mal d'estomac avait entièrement disparu. J'ai renouvelé ces expériences plusieurs fois, je m'en suis trouvée très-bien.

« Le Mas d'Agenais, le 2 septembre 1869.

« M.lle Davane. »

— « Monsieur Gillet-Damitte, je compte sur votre indulgente bonté pour me pardonner ma négligence à répondre à votre très-honorée lettre du 29 septembre. L'époque des vendanges qui viennent de se terminer en fut l'unique cause.

« En réponse à votre première question :

« Avez-vous opéré avec du galéga vert? et où avez-vous pu vous procurer la plante?

« Je dis : 1° mes premières épreuves commencèrent par l'emploi du galéga en salade. Quant aux moyens employés pour me procurer cette plante, ils furent aussi simples qu'heureux. Après avoir lu l'article inséré sur le *Journal de la Marne* du 31 mars 1869, au sujet d'une plante lactigène nommée *galéga*, je fus vivement pénétrée du désir de la connaître et de la posséder. Je la trouvai d'abord sur un atlas de botanique, fleurs et feuilles très-distinctes. Avec cet idéal, je parcourus les prés et les bois pour découvrir cette belle inconnue, ce fut en vain : lorsqu'un jour, me promenant dans un jardin, je fus frappée de l'analogie d'une fleur, vulgairement appelée *sainfoin d'Espagne*, avec le dessin exact de ma gravure. Ce fut la seule plante que dans mes recherches j'aie cru devoir lui comparer. L'incertitude dans laquelle je me trouvais, le désir que j'avais d'être utile à mon sexe, m'inspirèrent l'heureuse pensée d'envoyer cette petite tige fleurie à M. Carrère, instituteur de Calonges (Lot-et-Garonne). J'en obtins une réponse prompte et satisfaisante, m'assurant d'abord que c'était le vrai galéga, me donnant l'adresse de l'auteur d'une nouvelle édition, concernant les diverses particularités relatives à cette plante. Je m'arrête : vous seul en connaissez les suites.

2° Avez-vous fait usage du galéga séché? et comment l'avez-vous employé?

« Heureuse et fière des succès obtenus par les salades, je songeais sans cesse au but de les généraliser. Un jour que je portais à une pauvre nourrice une salade toute préparée, je fus arrêtée par une objection qu'au beau milieu de mon rêve je n'avais pas prévue : la difficulté de la mastication par le manque de plusieurs dents, pensant qu'à l'avenir cet obstacle entraverait quelquefois mon dévouement à la cause humanitaire. Je songeai bien vite aux moyens d'y parer par l'emploi du galéga en décoctions.

« 3° Combien de nourrices ont pu en faire usage?

« Trois nourrices ont fait usage des salades, deux autres des décoctions, et une autre du sirop.

« 4° Ses effets ont-ils été produits immédiatement? ou dans quel espace de temps?

« Les effets produits par les salades sont immédiats ; ceux obtenus par la décoction se manifestent dans l'espace de dix à quinze heures et sont aussi certains que les premiers ; du reste, une nourrice qui en fait usage depuis trois jours vient de m'en exprimer toute sa reconnaissance : de même pour le sirop.

« 5° Vos réflexions particulières sur les faits que vous avez observés?

« Je suis parfaitement convaincue sur le fait (lactigène du galéga) : les salades et les décoctions préparées par moi dans les conditions voulues, ont produit des résultats satisfaisants, prodigieux même pour les nourrices. Je regrette bien vivement d'être arrêtée dans mes actes par l'impossibilité de me procurer la belle fourragère. L'année prochaine, Dieu m'aidant, ma petite culture me permettra peut-être d'en généraliser l'emploi.

« Agréez, Monsieur, les sentiments de reconnaissance de mes nourrices, et croyez à ceux de mon respect et de mon dévouement,

Vertus (Marne), 20 octobre 1869.

« E. PLOIX, sage-femme. »

— « Monsieur, veuillez m'envoyer de suite trois bouteilles de sirop lactigène de galéga. Ce sirop me réussit très-bien ; depuis que j'en prends, à la dose de quatre cuillerées à café dans les vingt-quatre heures, je nourris mon petit enfant sans aucunement recourir au biberon.

« Recevez, Monsieur, mes salutations.

« Villa Coriolis, Pau (Basses-Pyrénées), 11 octobre 1869.

« Baronne O. DE WESSENBERG. »

— « Je soussignée, Julie-Marie Troula, née Taillarda, domiciliée à Condom (Gers), déclare ce qui suit :

« Le 8 septembre dernier, ayant pris du sirop alimentaire lactigène de galéga que me donnèrent M. et Mme Carrère, de Calonges, la nuit suivante et le lendemain, je sentis les maux d'estomac, que j'éprouvais en nourrissant mon enfant, disparaître peu à peu, et la quantité de mon lait augmenter.

« Condom, le 3 octobre 1869.

« Julie-Marie TROULA, née TAILLARDA. »

— « A M. Gillet-Damitte, vulgarisateur du galéga. Je suis mère d'un enfant de deux mois, et mon lait, probablement trop clair, ne suffisait pas à alimenter mon enfant qui, après avoir vidé un sein puis l'autre, criait encore ; je n'avais de repos ni jour ni nuit, et ma santé s'en ressentait.

« Depuis quinze jours, je prends du sirop de galéga, d'abord quatre cuillerées par jour, puis trois seulement. Trois jours ont suffi pour obtenir un résultat excellent. Depuis ce temps, mon lait épaissi ne s'en va plus ; mon enfant rassasié et bien portant repose tranquille, et ma santé se rétablit.

« Sèvres (Seine-et-Oise), ce 3 novembre 1869.

« Femme MOUTIER, Grande-Rue, 76. »

— « J'avais perdu mon lait à la suite de peines très-grandes, et je désespérais de le voir revenir, lorsque Mme Moutier m'a dit avoir fait usage du sirop de galéga et en avoir éprouvé le plus grand bien. Son lait léger et peu nourrissant était revenu de la meilleure qualité.

« Je fus adressée par cette dame à Mme Cabau, qui m'offrit de la part de M. Gillet-Damitte une bouteille de sirop. J'avais probablement l'estomac très-fatigué. Je fus obligée d'en prendre une seconde. Depuis ce temps, mon lait est excellent et très-abondant. Cela dure depuis environ deux mois.

« Sèvres (Seine-et-Oise), ce 23 décembre 1869.

« Signé : femme MORILLON,
« Rue Belache, 24.

— « Je soussignée, Émilie Thollet, sage-femme à Montrottier (Rhône), déclare avoir administré quatre doses d'une cuillerée de sirop lactigène de galéga par jour à une nourrice.

« L'effet désiré a été obtenu au bout de quarante-huit heures. Cette nourrice est plus apte à nourrir son enfant; elle le peut sans fatigue aucune.

« En foi de quoi,

« Montrottier, par Saint-Laurent-de-Chamousset (Rhône), 17 novembre 1869.

« Signé : Émilie Thollet, sage-femme. »

— « Accouchée fin septembre de deux enfants jumeaux, je manquais de lait et je les élevais difficilement au biberon, quand, le 20 octobre, M. Gillet-Damitte me donna du sirop lactigène de galéga. L'un de mes enfants mourut fatigué par le biberon.

« Le sirop de galéga, dont je fis usage à la dose de quatre cuillerées par jour, m'enleva d'abord, comme par enchantement, des maux d'estomac et de dos qui me faisaient beaucoup souffrir ; puis il accrut sensiblement mon lait, qui, par l'emploi de deux flacons, est devenu et se maintient abondant; mon enfant s'en trouve très-bien depuis ce moment. J'estime que si j'avais pris de ce sirop plus tôt, l'un de mes nourrissons ne serait pas mort.

« En foi de quoi, je déclare que ce sirop a une vertu merveilleuse.

« Paris, le 26 novembre 1869.

« Femme Perodin et P. Perodin,

« 119, rue de Reuilly, dans la cité

« près la crèche Saint-Antoine. »

« Je soussigné, parrain de l'enfant Perodin, l'un des deux jumeaux, décédé, atteste que les faits ci-dessus sont exacts et véridiques, à ma connaissance. Je les affirme pour plus ample justification.

« Paris, le 26 novembre 1869.

« Clément Buffet,

« Ancien directeur de l'usine des frères Agnellet, et rentier.

« 106, rue de Reuilly. »

— « Ma femme nourissait notre enfant qui avait un mois et demi, et pour l'entretenir au sein elle avait non pas beaucoup de lait, mais suffisamment.

« Une voisine, Mme Crilon, dans notre maison, accouchée depuis trois semaines, n'avait pas de lait et élevait son enfant au biberon. Son enfant dépérissait à ce point qu'une sage-femme consultée par la mère lui conseilla de lui donner, sans le moindre retard, une nourrice; encore, ajoutait la sage-femme, si vous l'envoyez au loin, cette enfant (une petite fille) mourra en route.

« Charitablement ma femme partagea son lait entre la petite voisine et notre propre enfant.

« Mais nourrir deux enfants l'épuisait, et son lait était insuffisant ; notre enfant propre allait dépérir.

« Elle prit alors du sirop alimentaire de galéga que me donna M. Gillet-Damitte. Presque immédiatement son lait est devenu très-abondant et de bonne qualité. Notre enfant est superbe.

« Mme Crilon fit usage aussi du sirop de galéga ; mais comme elle avait pris auparavant une potion pour tarir complétement le peu de lait qu'elle avait, le sirop ne put produire sur elle-même les bienfaisants effets qu'il a produits sur ma femme.

« En foi de quoi, je déclare la vérité des détails ci-dessus.

« Paris, le 12 décembre 1869.

« Charles CHOPIN,

« Rue de Charonne, 95. »

— « La nourrice de mon enfant, âgée de trois mois, n'avait presque pas de lait ; j'en étais d'autant plus peinée que je la lui avais donnée parce qu'une autre nourrice précédente en manquait aussi. La nouvelle nourrice reçut de moi du sirop lactigène de galéga. Quelques jours après, cette dernière eut beaucoup de lait et continue d'en avoir.

« En foi de quoi, j'ai signé la présente déclaration pour servir de témoignage à une utile vérité.

« Paris, le 13 décembre 1869.

« DERENNE. »

« La Villette, rue d'Allemagne, 75.

« Pour plus ample justification, j'atteste ces faits qui sont à ma parfaite connaissance.

« Paris, le 13 décembre 1869.

« Joséphine VORBE, propriétaire. »

« La Villette, rue d'Allemagne, 75.

— « Monsieur, j'ai attendu quelque temps pour vous parler de l'emploi du sirop de galéga que vous avez eu l'obligeance de remettre à mon fils. Je voulais trouver une nourrice à qui il pût être administré dans de bonnes conditions.

« Un de mes clients vint me voir il y a quinze jours pour sa femme que j'avais accouchée il y a six mois. Elle voulait sevrer son enfant, l'allaitement l'épuisait et lui occasionnait de violentes douleurs épigastriques. Je me rendis auprès d'elle, et après m'être assuré que ces douleurs ne dépendaient pas d'une affection spéciale, je lui ai donné deux flacons de sirop de galéga, à prendre à la dose de quatre cuillerées par jour à des heures déterminées.

« Je dois à la vérité de dire que la sécrétion du lait a été légèrement augmentée ; mais que les douleurs et la faiblesse ont cessé complétement après le cinquième jour.

« Agréez, monsieur et très-cher ancien maître, l'assurance de mon amitié et de ma bien sincère reconnaissance.

« Votre tout dévoué serviteur et ancien élève.

« La Ferté-Vilneuil (Eure-et-Loir), décembre 1869.

« LEGRAS, médecin. »

— « Je soussigné, docteur en médecine au Mas d'Agenais (Lot-et-Garonne) certifie avoir fait prendre du sirop de galéga à plusieurs nourrices menacées d'avoir à suspendre l'allaitement par insuffisance de lait et avoir, chez toutes, constaté une augmentation assez notable de la sécrétion lacteuse pour pouvoir continuer à donner le sein à leurs nourrissons. On ne saurait méconnaître l'action si prompte et toujours sûre de cette plante, qu'on peut, à juste titre, considérer comme une de nos plus puissantes ressources pour augmenter la sécrétion du lait.

« En foi de quoi, je délivre le présent certificat.

« Le Mas d'Agenais, 20 décembre 1869.

« Signé : Docteur DEU, médecin. »

« Vu pour légalisation de la signature de M. le docteur Deu, apposée d'autre part.

« Le Mas d'Agenais, ce 20 décembre 1869.

« Le maire,

« Signé : DENELLE. »

— « Mme B... rue de la Tour-d'Auvergne, 12, est une jeune femme de vingt-cinq ans que j'ai accouchée une première fois il y a six ans. Elle nourrit elle-même son enfant, mais elle éprouve beaucoup de fatigue dans l'accomplissement de sa tâche. Au bout de six à sept mois elle était exténuée, et pourtant j'avais essayé d'augmenter son lait par les procédés alors et encore en usage, la bière, les lentilles, la farine de maïs, mais inutilement. Il y a deux mois, je fus de nouveau appelé à la délivrer. Tout se passa bien, mais la jeune mère pendant cinq ou six jours était complétement privée de lait. Craignant la même disette que la première fois, et connaissant par ouï-dire les propriétés lactigènes du galéga, je lui en fis prendre aussitôt à la dose de quatre cuillerées à bouche par jour. Du jour au lendemain, le lait parut et continua à augmenter de jour en jour dans une proportion remarquable. La jeune mère est satisfaite et l'enfant le paraît également.

« Docteur DE LANGENHAGEN. »

— « Mme A... 3, rue Pastourel, est accouchée pour la cinquième fois, il y a sept mois, d'une grosse et belle fille. Bien portante et robuste, elle allaitait son enfant avec succès, quand le bébé tomba malade. La mère éprouva alors, soit par chagrin, soit par une tout autre cause, une fatigue inaccoutumée, des lassitudes continuelles, une sorte de relâchement dans les muscles de l'épaule et de la poitrine, enfin une diminution notable dans la quantité comme dans la qualité de son lait.

« Je lui administrai immédiatement le sirop de galéga à la dose ordinaire, et le surlendemain je fus assez heureux pour constater, comme la mère elle-même qui me le fit observer, non-seulement une augmentation dans la quantité de lait, mais encore dans la qualité. L'enfant auparavant, me disait-elle, rendait quelquefois après avoir teté du lait aqueux, tandis que maintenant c'est de la vraie crème qui lui sort de la bouche. Je respecte les propres paroles de la mère et je ne veux en rien les altérer. De plus, ce sentiment de fatigue, de pesanteur et d'épuisement qu'elle ressentait tant dans les épaules que dans la poitrine avait complétement disparu.

« Docteur DE LANGENHAGEN. »

— « Mme R....., 33, rue des Blancs-Manteaux, est une primipare de vingt-deux ans, dont l'enfant est actuellement âgé de dix mois. Cette jeune femme eut toujours beaucoup de lait; mais depuis deux mois, sous l'influence de ses règles qui avaient reparu, les seins devinrent flasques et mous, le lait, sans diminuer beaucoup comme quantité, perdit néanmoins ses bonnes qualités, ce qui s'explique bien naturellement : les femmes réglées sont toujours de mauvaises nourrices. L'enfant, dont la santé se trouva fortement altérée par une dentition difficile, qui mangeait de la bouillie, dépérit à vue d'œil et n'acceptait plus d'autre nourriture que le lait de sa mère. Pour rendre au lait toute sa force nutritive, j'eus recours au sirop de galéga.

« J'espérais le lendemain pouvoir constater une amélioration dans l'état de la mère et de l'enfant : mais aucun changement n'était survenu. J'insistai auprès de la jeune femme afin qu'elle prît d'une façon régulière et aux doses prescrites le sirop lactigène, lui faisant bien comprendre que le dépérissement de son enfant provenait de l'insuffisance de son lait. Elle obéit, et vingt-quatre heures après je fus frappé de la grosseur des seins comme du bon appétit de l'enfant.

« Docteur DE LANGENHAGEN. »

— « Je soussigné, Dèche (Bernard-Ernest) médecin à Calonges (Lot-et-Garonne), déclare avoir expérimenté sur un bon nombre de nourrices le sirop lactigène de galéga, qui m'a été confié par M. Carrère, instituteur de cette commune, et en avoir obtenu toutes les fois un succès dépassant toutes mes prévisions; ce sirop alimentaire est d'un effet très-prompt et toujours constant; il est appelé, je n'en puis douter, à rendre un très-grand service à une époque où l'on rencontre un grand nombre de femmes n'ayant qu'une quantité de lait insuffisante.

« Calonges, 6 décembre 1869.

« Signé : DÈCHE, médecin. »

Signature légalisée par le maire.

— « Monsieur Gillet-Damitte, j'ai remis les deux derniers flacons de votre sirop de galéga à deux femmes de mon quartier : Mme Séné, rue Mouffetard, 24, âgée de trente ans, allaitant son sixième enfant de six semaines, et Mme Benoit, rue Neuve-Saint-Médard, 2, âgée de vingt-huit ans, allaitant son troisième enfant âgé de trois mois. Ces deux personnes s'étaient présentées à ma consultation, accusant des crampes d'estomac, se plaignant d'avoir peu de lait et de voir leurs enfants inquiets et criant une partie de la nuit. Je les ai revues hier après l'usage qu'elles ont fait du sirop lactigène, à la dose de quatre cuillerées par jour.

« Sans que j'aie provoqué de réponse dans un sens plutôt que dans un autre, toutes les deux m'ont dit que le sirop avait fait cesser les maux d'estomac, que leur lait avait été plus abondant dès le deuxième jour; que leurs enfants étaient beaucoup plus calmes, et qu'elles me priaient de leur remettre un deuxième flacon.

« Je suis heureux, Monsieur, de vous faire part de ces heureux résultats, qui viennent à l'appui des faits déjà nombreux que vous avez recueillis.

« Agréez, je vous prie, Monsieur, l'assurance de mes sentiments de respectueuse affection.

« Paris, 27 décembre 1869.

« CRIMOTEL, docteur en médecine,

«chevalier de la Légion d'honneur. »

— « Depuis plus de quarante ans que je me livre spécialement à la pratique des accouchements, j'ai souvent l'occasion d'être consulté par des nourrices dont le lait pèche, chez elles, par son peu de quantité et par sa mauvaise qualité. J'atteste que, jusqu'ici, aucune des médications alimentaires prétendues lactigènes ne m'ont donné des résultats aussi satisfaisants que ceux obtenus par l'emploi du sirop alimentaire de galéga, dont l'effet est prompt et presque toujours constant.

« En foi de quoi, à Gontaud (Lot-et-Garonne), 2 janvier 1870.

« Signé : H. VILLETTE, docteur-médecin. »

Signature légalisée par le maire, M. Ph. Tamirey de Larroque.

VI.

CONCLUSION.

Les propriétés lactigènes du galéga sont évidentes.

Non-seulement le galéga augmente la quantité du lait, mais encore il en améliore les qualités.

Il n'a aucune action nuisible sur la santé de la mère et de l'enfant : bien au contraire; il en garantit l'intégrité.

Il est rapidement absorbé sans troubler les fonctions de l'organisme, lors même qu'il est pris à fortes doses.

Le galéga pris en sirop est accepté sans répugnance par toutes les mères, quelles que soient leurs dispositions particulières, leurs maladies ou leur tempérament.

Enfin il fait cesser tous les troubles et tous les désordres dans la santé que quelques nourrices, faibles et délicates, éprouvent parfois en donnant le sein à des enfants trop voraces.

Docteur DE LANGENHAGEN.

Paris. Imprimerie de JULES DELALAIN, rue des Écoles, 56.

SIROP ALIMENTAIRE

LACTIGÈNE

DE GALÉGA

———◆———

DÉPOT GÉNÉRAL A PARIS

PHARMACIE CHEVRIER

21, RUE DU FAUBOURG-MONTMARTRE, 21.

———◆———

Se trouve :

Au dépôt particulier, à Orléans, chez M. Gaucheron, pharmacien, rue Jeanne d'Arc, 25 ;

A Nérac (Lot-et-Garonne), chez M.   ,
pharmacien ;

Et chez tous les Pharmaciens de la France et de l'Algérie.

MODE D'EMPLOI.

Le sirop alimentaire de galéga se prend à la dose de deux grandes cuillerées à bouche, le matin à jeun ; une dans la journée et une le soir ; au moins quatre en 24 heures.

Plusieurs nourrices se sont bien trouvées de couper le sirop d'un quart d'eau mise dans la cuiller.

L'effet se produit, chez les unes, presque immédiatement; chez les autres, le second ou le troisième jour. Chez la plupart des mères nourrices qui en manquant de lait éprouvaient des maux d'estomac, le sirop de galéga a fait disparaître ces maux immédiatement.

LE GALÉGA

NOUVEAU FOURRAGE,

SA CULTURE, SON USAGE, SON PROFIT

PAR

GILLET-DAMITTE

Inspecteur de l'Enseignement primaire, en congé,
Officier de l'Instruction publique; Officier de l'Ordre impérial et militaire
du Lion et du Soleil, de la Perse; Chevalier de l'Ordre royal
des SS. Maurice et Lazare, d'Italie; Chevalier-Officier de l'Ordre équestre
de Santa-Rosa et de la Civilisation de la République de Honduras;
Membre correspondant de l'Académie royale d'Agriculture de Florence;
Membre et Lauréat de plusieurs Sociétés savantes et agricoles.

SECONDE ÉDITION

Considérablement augmentée de faits nouveaux et d'expériences
opérées par des praticiens.

1 vol. in-12. 1870. Prix : 1 fr. 25 c. envoyé franco.

PARIS.

Chez l'Auteur, rue de Reuilly, 36
Au Dépôt général de la graine de Galéga
M. DUBOIS, négociant (fabrique de fleurs)
Fournisseur breveté de S. M. l'Impératrice des français
Boulevard des Capucines, 21
GOIN, Librairie agricole, rue des Écoles, 62.

Paris. Imprimerie de Jules Delalain, rue des Écoles 56.